CONTRIBUTION A L'ÉTUDE

DE

LA VERSION

DANS

LES BASSINS RÉTRÉCIS

PAR

Alfred GRISEL

Docteur en médecine de la Faculté de Paris,
Ancien externe des hôpitaux de Paris,
Médaille de bronze de l'Assistance publique.

PARIS

A. PARENT, IMPRIMEUR DE LA FACULTÉ DE MÉDECINE
A. DAVY, successeur
52, RUE MADAME, ET RUE MONSIEUR-LE-PRINCE, 14.

1884

CONTRIBUTION A L'ÉTUDE

DE

LA VERSION

DANS

LES BASSINS RÉTRÉCIS

CONTRIBUTION A L'ÉTUDE

DE

LA VERSION

DANS

LES BASSINS RÉTRÉCIS

PAR

Alfred GRISEL

Docteur en médecine de la Faculté de Paris,
Ancien externe des hôpitaux de Paris,
Médaille de bronze de l'Assistance publique.

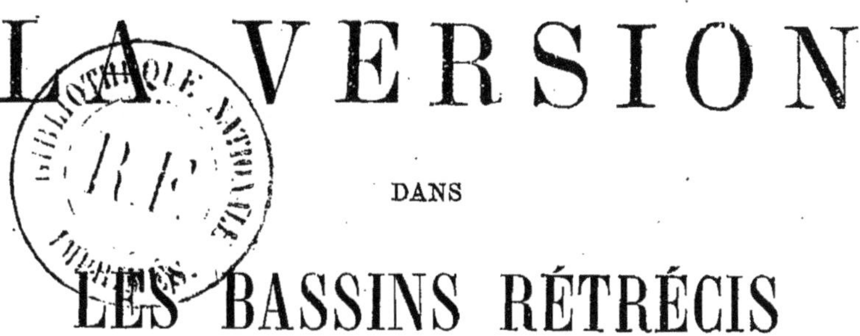

PARIS

A. PARENT, IMPRIMEUR DE LA FACULTÉ DE MÉDECINE
A. DAVY, successeur
52, RUE MADAME, ET RUE MONSIEUR-LE-PRINCE, 14.

1884

DE LA VERSION DANS LES BASSINS RÉTRÉCIS

Le mode d'intervention à adopter dans les cas de rétrécissements du bassin, lorsque la femme est à terme et que la nature seule ne peut mener le travail à bien, est une des questions les plus controversées de l'obstétrique.

Nous ne voulons parler ici que des rétrécissements dans les bassins simplement aplatis, rachitiques ou non, dont le conjugué est, au minimum, de 7 centimètres, c'est-à-dire dans les cas où l'on peut parfois obtenir encore un enfant vivant. Ce sont des bassins dans lesquels le diamètre transverse est peu ou point modifié.

Depuis que Levret, en dotant le forceps de sa courbure pelvienne, a permis d'aller saisir la tête du fœtus arrêtée au détroit supérieur rétréci, les accoucheurs (sans parler de ceux qui n'ont pas d'opinion bien nette sur la question) se sont divisés en deux camps : les uns se montrant partisans déterminés du forceps; les autres, préférant de beaucoup la version.

Nous laissons de côté la partie historique, si bien étudiée dans un mémoire de Joulin (1).

Lorsque la tête, déjà fortement engagée au détroit supérieur, ne peut être refoulée en haut, tous admettent la nécessité du forceps; mais où les divergences d'opinion apparaissent, c'est dans les cas où la tête est encore mobile au-dessus du détroit supérieur rétréci.

En France, la question semblait jugée depuis longtemps : des traditions d'école s'étaient établies, basées sans doute sur la grande habileté opératoire des maîtres français, qui tous, opinaient hautement pour le forceps : et même, comme le dit le Dr Charpentier, leur préférence pour cet instrument allait si loin que, dans les présentations transversales, ils conseillaient de tenter la version céphalique, afin de pouvoir intervenir par le forceps.

Cependant, depuis quelques années, il semble se faire un revirement en faveur de la version, si l'on en juge d'après certains travaux publiés récemment.

(1) Du forceps et de la version dans les cas de rétrécissements du bassin, 1865.

Sur ce point de doctrine, on n'eut que des idées empiriques jusqu'à l'époque (1848) où parut le mémoire de Simpson (1). Cet auteur, le premier, étudia le mécanisme de la sortie de la tête dernière, à travers un bassin à conjugué rétréci, et chercha à en expliquer théoriquement les raisons d'être. Il compare la tête fœtale à un tronc du cône dont la base correspondrait au niveau des bosses pariétales et le sommet tronqué au diamètre bimastoïdien qui est toujours plus court que le bipariétal. Il conclut que la sortie de la tête s'effectuera mieux si l'on fait passer en premier lieu la partie du cône, la plus étroite, c'est-à-dire si l'on fait la version. En agissant ainsi, on forcerait, selon lui, la tête à s'engager au niveau du rétrécissement, suivant le diamètre bi-temporal qui est le plus étroit des diamètres transverses du crâne.

Barnes (2), qui a étudié avec plus de soin encore le mode d'engagement de la tête venant la dernière, qui a décrit le mouvement de révolution qu'elle effectue autour de l'angle sacro-vertébral projeté en avant, se montre aussi partisan de la version

(1) Simpson. Traduction de Chantreuil. Paris, 1874.
(2) Barnes. Leçons sur les opérations obstétricales. Traduction de Cordès.

dans les angusties pelviennes. Il insiste à nouveau sur ce fait « que, la tête venant la dernière, est saisie par le diamètre conjugué, en un point antérieur à sa plus grande largeur, suivant son diamètre bi-temporal. »

Joulin, dans la critique qu'il fait des idées de Simpson, admet cette dernière proposition, qui avait déjà été émise antérieurement par Jacquemier en 1846, dans son traité d'accouchement, mais seulement pour les présentations du sommet.

Goodell et Mathews-Duncan qui ont fait des recherches dans le même ordre d'idées, se rallient à l'opinion de Barnes.

Schrœder (1) déclare aussi que la tête venant la dernière est saisie par le conjugué suivant le diamètre bi-temporal.

Si tous ces auteurs insistent sur ce point, c'est que ce diamètre est non seulement le plus petit, mais encore le plus réductible des diamètres transverses de la tête fœtale. En effet, chacune de ses extrémités aboutissant au point de convergence de trois os : le frontal, le temporal et le pariétal de chaque côté, lâchement unis les uns

(1) Schrœder. Manuel d'accouchements. Traduction Charpentier, p. 494.

aux autres chez le fœtus, l'adaptation du bi-temporal au conjugué rétréci sera donc un grand avantage qui facilitera beaucoup la sortie de la tête. En est-il ainsi en réalité ? Simpson et Barnes l'affirment, mais sans donner de preuves à l'appui.

Le Dr Budin, dans sa thèse, a entrepris l'étude expérimentale de cette question.

Expérimentant *avec des fœtus avant terme*, il a montré qu'en les engageant par les pieds, la tête étant transversale au-dessus du détroit supérieur rétréci, il se produisait une flexion progressive de celle-ci, à mesure qu'on tirait sur les pieds, flexion due à l'arrêt de la face postérieure de l'occipital sur le bord du détroit supérieur, et qui mettait, en effet, le diamètre bi temporal en rapport avec le diamètre minimum du bassin. « Lorsque, dit-il, la tête est droite, la distance qui sépare l'origine de la suture fronto-pariétale de la pointe de l'occipital est plus considérable que la moitié du diamètre transverse du bassin : à mesure que la tête se fléchit, à cette ligne en succède une autre plus courte, qui s'étend de l'origne, en bas, de la même suture fronto-pariétale à la nuque : le diamètre bi-temporal peut ainsi se mettre en rapport avec le diamètre pro-monto-pubien. »

En compulsant les observations de M. Budin, nous en trouvons six (XVI, XVII, XVIII, LXXII, LXIV et LXXV, dans lesquelles il a mesuré la distance de l'origine de la suture fronto-pariétale à la pointe de l'occipital (OT), puis à la nuque (SOT) et il indique, page 104, pour les fœtus avant terme, vers 7 mois environ, comme moyenne, les chiffres de 6 à 7 centimètres pour la première distance, et de 5 c. 5 à 6 c. 5 pour la seconde, ce qui est bien en rapport avec la proposition énoncée ci-dessus.

L'auteur, se basant sur ces résultats, en conclut avec Barnes, Alexander Milne et Goodell, *qu'avant terme* la version est préférable au forceps dans les rétrécissements du bassin, d'autant plus que les expériences rapportées dans sa thèse, montrent qu'avant terme, la traction à développer est moins forte avec la version qu'avec le forceps.

Étudiant ensuite la même question *chez les fœtus à terme*, « chez celui-ci, dit-il, la ligne qui s'étend de la suture fronto-pariétale à la pointe de l'occiput et même à la nuque, est toujours trop considérable pour permettre au diamètre bitemporal de se mettre en rapport avec le diamètre promonto-pubien du bassin; de là, la difficulté et quelquefois l'impossibilité de l'accouchement, car c'est non seulement un diamètre plus 'arge, mais encore un diamètre moins réductible, un diamètre bipariétal qui arrive à se placer parallèlement au diamètre antéro-postérieur rétréci du détroit supérieur. »

De l'ensemble de ses expériences sur des bassins rétrécis entre 7 et 8 c. 5, il conclut *qu'à terme*, le forceps est préférable dans les rétrécissements du bassin.

M. Budin dit avoir mesuré sur des fœtus à terme, les distances SOT et OT, et donne comme limites extrêmes pour OT, 7 c. et 8.c. 5, et pour SOT 6 c. 5 et 7 c. 5. Mais, comme ces mesures ne sont rélatées dans aucune des observations de sa thèse, nous ne savons pas d'après combien de mensurations ont été déduites ces limites maxima et minima pour chacune de ces distances, et par suite nous ne connaissons pas leur valeur relative.

Le Dr Champetier de Ribes (1), dans un travail récent, donne les résultats de mensurations faites

---

(1) Ch. de Ribes. Du passage de la tête fœtale à travers le détroit supérieur rétréci du bassin dans les présentations du siège, 1879, p. 132.

sur huit fœtus à terme, à l'aide d'une équerre. Il a trouvé comme moyenne, pour SOT le chiffre de 71 millimètres, et pour OT de $85^{mm}75$. Ce qui fait pour les deux distances une différence de 14 millimètres. On voit que ces dernières moyennes sont basées sur un bien petit nombre de mensurations.

Or, comme la détermination exacte des limites entre lesquelles oscillent ces deux distances sur le fœtus à terme est d'une grande importance, tant pour l'étude du mécanisme de la sortie de la tête dernière à travers un détroit supérieur à conjugué rétréci, que pour les conséquences qui en peuvent découler au point de vue pratique, comme d'autre part ces limites ne peuvent être établies que d'après un grand nombre d'observations, j'ai entrepris une série de mensurations, portant sur quatre-vingt-un enfants à terme. Nous en devons, une bonne partie à notre maître, le Dr Ribemont-Dessaignes, qui nous a ainsi beaucoup facilité notre travail : qu'il accepte ici tous nos remerciments.

Voici comment nous avons procédé :

1° Toutes les mensurations ont été prises sur des enfants à terme : on pourra s'en assurer par le poids de chaque enfant qui a été noté.

2° Pour que toutes les mesures soient comparables, et que la tête fœtale déformée ait le temps de reprendre son volume normal, on a eu soin de ne jamais les prendre moins de vingt-quatre heures après l'accouchement et au plus tard soixante-dix heures après.

3° Les distances que nous avons mesurées dans chaque cas sont les suivantes :

SOT : de la protubérance occipitale au diamètre bitemporal.

SOP : de la protubérance occipitale au diamètre bipariétal.

OT : de la pointe de l'occipital au diamètre bitemporal.

OP : de la pointe de l'occipital au diamètre bipariétal.

FP : de la racine du nez au diamètre bipariétal.

TP : du diamètre bipariétal au diamètre bitemporal.

Ces mensurations ont été prises avec un instrument construit spécialement dans ce but. Il se compose d'une règle d'acier graduée en centimètres et millimètres ; au point correspondant au zéro, s'élève une tige d'acier verticale, mobile suivant sa longueur seulement : un curseur pouvant se déplacer le long de la règle graduée, porte une autre tige verticale, mobile aussi suivant son axe, tandis que le curseur, en se mouvant, peut la déplacer parallèlement à elle-même.

Pour mesurer, par exemple, la ligne SOT, on plaçait le creux sous-occipital tangent à la tige verticale correspondant au zéro : puis on amenait la règle graduée au parallélisme avec le diamètre antéro-postérieur de la tête ; ceci fait, on déplaçait le curseur jusqu'au niveau de l'origine de la suture fronto-pariétale préalablement marquée à l'encre, et on abaissait la tige verticale portée par le curseur jusqu'à ce que son extrémité affleura le point indiqué. On n'avait plus qu'à lire sur la règle graduée la distance comprise entre les deux tiges verticales. Et ainsi de suite pour les autres distances.

Nous avons, en outre, annexé en regard, les principaux diamètres de chaque tête fœtale, mesurés au compas de Baudelocque. De plus, sur les indications du Dr Ribemont-Dessaignes, nous avons mesuré un nouveau diamètre transversal de la tête fœtale. C'est celui dont les extrémités répondent à un centimètre en arrière des extrémités du bitemporal et qu'on pourrait appeler le *diamètre utile*, car il est important d'avoir un diamètre intermédiaire au bipariétal et au bitemporal pour pouvoir, dans un bassin rétréci, étudier le mécanisme de la sortie de la tête, lorsque celle-ci est saisie par le rétrécissement, suivant une ligne intermédiaire à ces deux diamètres transverses.

Ces mensurations ont été disposées sous forme de tableaux, afin d'en faciliter l'étude.

POLDS.	NOMBRE d'h res après l'accouchem.	Max.	OM.	OF.	SoB.	SOF.	MB.	MF.	BiP.	BiT.	BiM.	Bimal.	OT.	TF.	SOT.	OP.	FP.	ScP.	TP.	U.
3139	42	13.5	13	11.5	10	10.5	10.1	5.5	9											
2810	48	13.5	12	10.2	8.5	8.8	9	4.2	8.7	7	7.9	6	8	4	7.3	6	7	7.1	4.1	8
3120	48	13.2	13	11.5	9.2	10	10.2	5.3	8.9	6.8	7.4	5.5	7	3.1	6.3	5.9	6	6.2	3.5	7.5
3650	50	13.5	13.1	11.7	10	10.2	10	5.9	9	7	7.4	5.6	8	4	6.4	5.5	6.9	6.4	4	7.6
3360	48	13.2	12.7	11.5	9.1	9.6	9.5	5.5	8.9	7.2	7.5	6	8.3	4.4	6.7	6.2	7	6.9	4.5	8.1
2550	48	12.7	12.2	11.2	9.4	10.4	9.5	5	8.3	7.1	7.8	5.4	8.4	3.6	7.3	6.2	7	7	4.2	8.4
3800	46	14	13.6	11.6	9	10.4	9.8	5.5	9	6.6	7	5.1	8	4	7	5.8	7.2	7	4	7.9
3700	52	13.5	13.3	11.1	9.6	10.5	10.2	5.4	9.2	7.6	8	6.8	8.3	3.1	7.2	4.6	6.2	8	5.2	8.2
2750	70	»	12.5	11.2	9.3	10	9.6	5.2	9.1	7.5	8.2	6.4	8.5	3.3	7	4	6	7.7	5.6	8.4
3900	49	»	13	12	9.8	11.1	9.9	5.6	8.8	7.4	8.2	5.9	7.4	4.1	6.4	4.6	5.6	7.3	5	7.8
2860	36	»	12.4	10.8	9.5	10.3	9.4	5.2	9	8	8.4	7.6	8.4	4.1	7.4	4	7.9	6.7	5	8.4
3300	26	»	13.4	11.5	8.9	10.2	10.2	5.6	8.8	7.1	7.6	6.1	6.9	3.9	6	4.4	6.8	6.7	5	7.8
3360	38	»	12.5	11	9.6	10	10.5	6.4	8.9	7.6	8.1	»	7.9	3.9	6.6	4.8	7.4	6.2	5	8
3350	60	13.4	12.9	11.6	9.6	10.3	10.5	6.2	9.2	7.8	7.6	»	7.8	3.5	7.3	4.3	7.4	6.3	4.2	8
3600	48	13.5	13.4	11.2	9.7	10.3	10.2	5.5	9	7.8	8	»	7.6	3.6	6.7	4.5	7	5.9	4.9	8.1
3300	42	13.5	13	11.8	9.6	10.2	10.4	5.7	8.9	7.6	8.1	»	7.8	3.7	6.8	4.3	7.8	6.4	4.9	7.9
3830	56	14	13.3	11.7	10	10.9	10.2	5.5	9.6	7.	8	»	7.4	3.4	7	5.4	8	6.7	4.7	8.3
3350	72	»	12.9	11.5	9.6	11	10.1	5	9.3	8	8.5	»	8.4	3.2	7.1	5.6	7.8	6.7	4.5	8.4
2500	68	12.5	12	10.9	9	9.7	10	5.5	8.7	7.9	8.5	6.2	8	3.3	7.4	4.9	7	6.9	4.3	8
2800	28	12.5	12.5	11.1	8.9	10	10.1	5.4	8.9	6.6	7.9	»	7.9	3.4	7.1	5.5	7.3	6.6	4.8	7.6
3950	52	13.6	13	11.6	9.8	11.4	10.5	6.5	9	7.2	7.6	»	8.3	3.5	6.8	5.5	6.8	5.4	4.7	7.8
2850	38	12.5	12.4	10.7	9.9	10.7	10	6	9	7.9	8	»	9.4	3.8	7.3	5.1	7.8	5.6	5.8	8.5
4000	36	13.4	13	12	9.5	11.1	10.2	6	9.2	7.5	8	»	8.6	3.5	7.3	5.2	6.6	5.7	4.6	7.5
3040	56	»	13.1	11.5	9	10	10	5.1	9.1	8	8.5	»	9.5	3.9	7.6	5.7	7	6.5	5	8.5
3000	56	»	13.2	11.5	9.5	10.5	10	5.4	8.8	7.7	8.4	»	8.4	3.6	7.3	5.1	7.6	6.7	4.9	8
3350	44	»	13.2	11.8	9.4	10.9	10.5	5.5	9	7.6	8.1	»	7.9	3.9	6.4	4.7	7.8	5.7	4.9	7.8
3100	30	13.4	13	11.9	9.5	10.7	10.2	6	8.5	7.5	7.7	»	9.8	3.4	7.2	5.1	7.9	6.1	5.4	7.8
2500	26	12.5	12	11	9.2	10.5	9.4	5.8	8.2	7	7.6	»	8.4	3.1	7.4	5.5	7.6	6.4	4.9	8.4
2930	10	13	12.6	11.6	9.7	10.3	10	7.4	8.5	7	7.5	»	7.3	3	6.4	5.1	7.4	5.5	4.4	7.7
4235	26	14	13.5	12.3	10.5	10.6	10.9	7	9.5	7.6	8.6	»	8.1	3.8	7.4	5.6	7.9	7	4.7	8.5
3350	32	13.4	13	11.5	9.8	10.9	9.8	5.8	8.9	8	9	»	8.9	4.2	7.8	5.5	9.2	6.1	5.6	8.9
2500	50	12.5	12.2	10.6	9	9.5	9.6	5.5	8.6	7.8	8.5	»	7.6	3.2	6.9	5.4	6.5	6.1	4.6	8.5
3170	31	13.4	12.8	11.6	8.9	10.8	9.9	5.4	8.8	6.9	7.8	»	7.4	3.1	6.8	4.4	6.5	5.5	5.1	7.7
3430	36	13.5	13.2	11.6	9.4	10.5	10.4	6.5	9	7.6	7.9	»	8.5	3.5	6.8	4.6	6.8	6.4	4.5	8.2
3220	24	13.5	12.5	11.2	9.4	10.2	11	6.2	8.5	7.5	8.5	»	7.8	3.8	6.7	5.4	6.7	7.5	4.6	8.5
3750	48	14	13.4	12	10	11.5	10.6	7	9.5	7.5	8	»	8.2	3.85	7.3	5.7	7.2	7.6	4.8	8.4
2900	12	12.5	12	11.1	8.9	10.4	10.2	5.8	8.7	7.8	8.3	»	8.2	3.9	7.1	5.9	7.4	6.7	5	8.5
3450	76	13.5	13.2	12.1	10	10.5	11	6.1	9.5	7	7.4	»	7.6	3.6	6.5	4.9	7.5	6.5	4.9	7.5
3400	48	13.5	13	11.5	9.5	10.8	10.5	6.1	8.5	7.6	8.3	»	8.3	4.2	7.5	5.2	8.5	7	5	8.9
										8	8.3	»	7.4	4.3	6.8	5.4	8	6.8	4.5	8.6

Grisel.

POIDS.	NOMBRE d'heures après l'accouchem.	Max.	OM.	OF.	SoR.	SOF.	MB.	MF.	BiP.	BiT.	BiM.	Bimal.	OT.	TF.	SOT.	OP.	FP.	SoP.	TP.	U.
3810	30	13.5	12.5	11.2	9.5	10.5	10.6	6.5	9.2	7.7	7.5	»	8.2	3.4	7.6	5.3	6.9	6.2	5.1	8
3270	»	13.7	13.1	11.7	9.5	11.4	»	»	9.7	8	»	»	8.1	4.3	6.1	7	6.9	6.2	»	»
3250	»	13.5	13	11.5	9	9.6	»	»	9.4	7.9	»	»	8.6	3.7	7.5	5.1	5.45	4.8	»	»
2310	»	12.7	12	11.5	8.4	9	»	»	8.6	7.4	»	»	8.7	3.1	7	4.9	6.2	6.2	»	»
3120	»	13.5	12.8	12	10.2	11.5	»	»	9	8	»	»	7.8	4.5	7.1	5.8	7.2	6	»	»
3080	»	13.7	13.1	11.3	9.5	10.3	»	»	9.1	7.7	»	»	8	5.2	5.7	4.8	7.7	5.3	3.9	»
3400	»	13.3	12.9	11.7	10	11.6	»	»	8.9	7.7	»	»	8.1	4.5	6.4	6.2	6.6	5.9	3.2	»
3120	»	13.6	13.1	11.5	9 2	10.5	»	»	9 4	8.3	»	»	7.45	41	5.95	4.3	7.35	52.4	4.1	»
3500	»	14	13	11.5	9.1	10.2	»	»	9.2	7.6	»	»	7.6	4.4	6.6	5.2	7.4	5.0	4	8
»	»	13.9	13.	11.5	9.7	11.3	»	»	8.8	7.4	»	»	7.9	4.2	7.2	5.05	6.8	59	»	»
3200	»	14.2	13.4	12	9.4	10.3	»	»	9.5	7.2	»	8.5	7.5	4.85	6.6	5	8.1	6	3.7	»
2980	»	13.3	13	11.5	10	10.1	10	»	9.1	8	»	8.5	8	3.9	6.75	4.9	6.85	5.7	4.3	»
3050	»	14.2	13.1	11 5	9.7	10.5	11	»	9.2	8	»	8.3	7.5	4.5	6.5	5	7.1	6	4.1	»
2270	»	12.3	11.8	10.3	9	9.3	9.5	»	8.5	7.5	»	7.8	7.8	3.15	6.45	4.7	6.4	5.1	4.2	»
3380	»	13.1	13	11.6	9.6	10.3	9.2	»	9.1	7.7	»	»	80.5	3.5	6.7	5.35	6.5	5.8	4.5	»
3020	»	13.3	13	11.6	9	11.0	10.5	»	9	7.7	»	7.8	7.85	4.2	7.4	6.8	6.1	6	3.1	8.2
2670	»	»	13	11	9.2	10.4	10.1	»	9.1	8	»	8.4	7.3	4.5	6.2	4.8	7.35	6.4	4.1	8.4
3520	«	13	12.7	11.4	9.4	10.3	10.3	»	8.7	7.5	»	»	7.9	4.2	6.6	5.9	5.4	6.2	3.6	»
2530	»	12.5	11.3	10.5	9.3	10.2	9.7	»	8.9	7.8	»	8	7.2	4.4	6.3	47	6.8	5.5	3.3	8
2550	»	12.5	11.5	11	9.5	10	9.5	7	8.5	7.4	»	7.7	8.1	3.6	7	5.5	7	5.5	4.7	8.2
3910	»	14	13.5	12	10.8	10.5	11.1	8.1	9.4	8.9	»	8.1	7	5.4	5.7	4.9	7.5	5.7	3.6	9
3595	»	14	13.4	11.5	9.6	11	10.2	8	9	8.2	»	8.4	7.9	4.4	7	6.1	7.6	6.2	4.4	8.6
3120	»	13	12.5	11	10	11	10	7.5	9	8.2	»	7.7	6.9	4.6	6.5	5	6.1	6	3.2	8.5
2080	»	12.2	11.7	10.7	8.9	9.5	9.5	6	8.4	7.2	»	7.5	8.3	3.2	7	5.4	6.2	6.3	4	7.7
3460	»	13	12.7	11.3	9.5	10.3	10.8	8	9.5	7.7	»	8	8.7	3.6	7.7	5.2	7.5	5.8	5.4	»
3010	»	13.8	12.9	12	9.5	11	10	7.7	9	7.5	»	7.7	8.1	4.1	7	5.9	7.7	5.4	5.3	8
2780	»	12.8	12.6	11.2	9	10	10.5	7.8	9.4	7.8	»	7.7	8.1	4.1	6.6	5.7	7.8	5.5	4.6	8.6
2580	»	13.4	13	11.7	9.7	10.1	7.8	7.5	9	8	»	7.5	7.3	4	6.4	5.6	8	6.4	4.7	8
3360	»	13.9	13.5	12	9.2	10.5	10.7	7	9	8	»	7.8	8.3	3.9	7.1	5.6	7	5.6	4.7	8.2
2340	»	12.4	12.2	10.7	9.2	10.3	10	7	8.6	7.5	»	7.6	7.2	4.1	6.3	4.9	7.1	5.7	3.4	7.8
3160	»	13.8	13	11.7	10	10.7	10.4	8.2	9.4	8.6	»	8	7.6	4.1	7	6.4	6.6	6.2	4.5	8.4
2750	»	13	13	11	9.5	10.6	11	8	9	8.2	»	7.8	8	3.7	7.1	5.9	7.9	6.8	5.1	8 5
2760	»	13	13	11.3	9.4	10.4	10.2	8.1	9	7.7	»	7.1	8.7	3.6	7.2	5.7	6.5	5.7	4.3	8.1
3540	»	14.2	14	12	10.5	11	10.8	8.4	9.5	8	»	7.6	8	3.8	7.5	5.4	7.1	5.4	4.9	8.5
2780	»	13	12.5	11.2	9.7	10.1	10.2	7.7	9.2	8.1	»	8	8	3.7	7.3	5	6.4	5.9	4.5	8.3
3060	»	13.2	13	11.7	9.6	10	10.5	8.1	9	8.5	»	7.7	8.1	3.7	6.9	5.4	7.5	6.5	4.5	»
2900	»	»	13.8	11.1	0.8	10.4	10.5	8.1	9.5	7.7	»	7.6	8.5	4.7	6.6	4.8	7.6	6	3·9	8.9
2630	»	13.2	13	11.5	10	10.9	10.5	8	9.6	7.8	»	»	7.3	4.5	6.7	6.2	6.7	6.8	4.2	»
2800	»	13	12.5	11.2	9.5	10.1	10	7	8.5	7.5	»	»	7.3	4.8	6.5	5.2	7.5	6.1	3.7	»
2780	»	»	12.5	11.5	9.5	10	10.5	8.2	9.1	8.4	»	»	8.1	3.9	7.1	5.2	7.2	6.2	4.4	8.3

Si, maintenant, nous comparons entre elles les mesures de chaque colonne verticale, nous trouvons sur 81 cas que la distance SOT a été : 3 fois au-dessous de 6 c. ; 18 fois comprise entre 6 c. et 6 c. 5 inclusivement ; 28 fois entre 6 c. 5 et 7 c. 28 fois entre 7 c. et 7. 5, et 4 fois seulement seulement supérieure à 7 c. 5, mais sans dépasser 7 c. 8 ; dans ces quatre derniers cas, il s'agissait d'enfants très volumineux (3810 gr., 4235 gr., 4.000 gr., 3.460).

En résumé : 49 fois au-dessous de 7 c. inclusivement ; 32 fois au-dessus.

Comme limites extrêmes : 5 c. 7 et 7 c. 8 ; mais dans un sens comme dans l'autre ce sont là des exceptions.

La distance OT a été trouvée : 3 fois au-dessus de 9 c. ; 10 fois entre 9 c. et 8 c. 5 inclusivement ; 32 fois entre 8 c. 5 et 8 ; 20 fois entre 8 c. et 7 c. 5 ; 14 fois entre 7 c. 5 et 7, et 2 fois seulement au-dessous de 7 c.

Comme limites extrêmes, mais exceptionnelles on trouve donc : 9 c. 8 et 6 c. 9.

Budin a donné pour limites extrêmes à SOT 6 c. 5 et 7 c. 5, et Champetier de Ribes comme moyenne : 7 c. 1. Pour OT, le premier donne 7 c. et 8 c. 5, et le second 8 c. 57. Nos chiffres dans leur ensemble coïncident assez bien avec ceux de ces auteurs, et si les limites que nous établissons diffèrent un peu des leurs, c'est que nous avons opéré sur un nombre d'enfants bien plus élevé et par suite comprenant des cas qui dépassent sensiblement la moyenne dans un sens ou dans l'autre.

Enfin si nous recherchons la différence de longueur qu'il y a chaque fois entre OT et SOT, nous la trouvons : 3 fois comprise entre 2 c. 5 et 2 c.; 12 fois entre 2 c. 0 et 1 c. 5 ; 32 fois entre 1 c. 5 et 1 c.; 30 fois entre 1 c. et 0 c. 5 ; 3 fois seulement au-dessous de 0 c. 5.

En résumé : 47 fois entre 2 c. et 1 c.; 30 fois au-dessus de 0 c. 5; 3 fois au-dessous de 0 c. 5.

Champetier de Ribes, donne comme mesure de cette différence 14 millimètres.

Quant *au diamètre utile* (U), il est compris : 17 fois entre 9 c. et 8 c. 5 ; 29 fois entre 8 c. 5 et 8 c.; 16 fois entre 8 c. et 7 c., 5. Au total, 45 fois sur 62, au-dessous de 8 c. 5.

Ici, nous n'avons que 62 mensurations seulement, M. le Dr Ribemont-Dessaignes n'ayant pas relaté dans toutes les observations qu'il nous a communiquées la valeur de U.

Si nous cherchons maintenant à appliquer les

chiffres obtenus, à l'étude de la question suivante :
Lorsque la tête vient la derniere à travers un détroit supérieur à conjugué rétréci, quel diamètre
transverse présente-t-elle à ce conjugué, selon
qu'elle est à demi ou complètement fléchie ? Nous
devrons comparer successivement les distances
SOT et OT au demi-diamètre transverse du détroit
supérieur. Bien que les bassins présentent des
différences selon les races et les individus, tous les
auteurs sont d'accord pour donner au diamètre
transverse du détroit supérieur une longueur
moyenne variant entre 13 c. et 13 c. 5 ; mais d'a-
près Charpentier (en note, page 16 du manuel de
Schrœder), les parties molles qui revêtent le détroit supérieur diminuent son diamètre transverse de 1 c. 5, et par suite sa moitié de 0 c. 75.
Ces parties molles, fortement comprimées durant
le travail, doivent se réduire un peu ; il n'y a pas
d'exagération à admettre une diminution de 25
millim., d'autant plus que par la demi-flexion et
l'écartement des cuisses on peut annihiler la part
des psoas dans cette réduction du demi-diamètre
transverse. Celui-ci serait alors diminué de 0 c. 50
seulement.

Comme nous ne nous occupons pas ici de bassins normaux, mais de bassins plats rachitiques

ou non, dans lesquels, au dire de Schrœder, souvent le diamètre transverse reste un peu au-dessous de la moyenne, sauf cependant les bassins plats rachitiques où il peut même être au-dessus de la normale, nous prendrions pour la discussion une moyenne assez basse, et nous supposerons le diamètre transverse égal à 13 c. Dans un bassin revêtu de parties molles, le demi-diamètre du détroit supérieur sera donc, comme nous venons de le voir, de 13 1/2 — 0 c. 50 = 6 c.

Or, il est facile de voir que le conjugué rétréci étreindra la tête fortement fléchie à :

1/2 cent. en arrière de son diamètre bitemp. si SOT = 6 c. 5.

1 cent. en arrière de son diamètre bitemp. si SOT = 7 c.

1 c. 5 en arrière de son diamètre bitemp. si SOT = 7 c. 5.

1 c. 8 en arrière de son diamètre bitemp. si SOT = 7 c. 8.

En résumé, nous avons vu plus haut que dans la grande majorité des cas, la longueur de SOT se rapprochait de 7 c. sans descendre au delà de 6 c. environ ni dépasser 7 c. 8 ; donc, contrairement aux idées de Simpson et de Barnes, ce n'est que très rarement que la tête fortement fléchie présente son diamètre bitemporal au conjugué rétréci : ce n'est pas non plus son diamètre bipariétal (d'une bosse pariétale à l'autre) qui passe à ce niveau, mais un diamètre situé à environ 1 c. en arrière du bitemporal : sa proximité de ce dernier doit le faire participer en partie à sa grande réductibilité, ce qui est important au point de vue de l'accouchement.

Nous avons aussi la preuve de la nécessité de la flexion complète de la tête lorsqu'elle vient la dernière, puisque si elle est à demi fléchie, OT l'emportant toujours de beaucoup sur SOT, ce serait OT qui se trouverait 'dans le diamètre transverse du détroit supérieur et un diamètre bipariétal qui serait saisi par le conjugué rétréci, d'où une condition bien plus défavorable pour l'extrac- d'un enfant vivant.

Du reste, les expériences de Baudelocque, Joulin, Delore ont montré que les diamètres transverses du crâne fœtal pouvaient subir une réduction de 1 c. et plus même sans que l'enfant en souffre ; d'après Champetier de Ribes, on peut espérer extraire un enfant vivant lorsque le diamètre bipariétal ne surpasse pas le diamètre antéro-postérieur du bassin de plus de 15 millim. Or, nous avons vu que 45 fois sur 62, le *diamètre utile* est au-dessous de 8 c. 5. Donc, théoriquement, on pourrait, comme le dit Playfair, espérer avoir, dans ces conditions, un enfant vivant par la version, avec un conjugué de 7 c. ; mais, en pratique, il y a tant de facteurs dont il faut tenir compte, qu'il vaut mieux admettre l'opinion de Barnes, qui soutient que bien qu'il soit possible d'entraîner par la version une tête très compressible à travers un bassin de 7 c. 1/2, les chances d'avoir un enfant vivant dans ces conditions sont très faibles, et qu'on doit prendre pour limite approximative, pour l'opération, de 8 c. à la grandeur normale.

Il y a donc là une confirmation théorique de l'avantage qu'il y aurait à employer la version dans les bassins aplatis. Beaucoup d'accoucheurs en sont partisans, et nombre d'observations ont été produites par Simpson, Furhmann, Scharlaw, Strasmann, Hœning (1), Schrœder, Goodell, Blot, toutes favorables à la version dans les bassins rétrécis et à l'extraction de la tête par des manœuvres manuelles.

Plusieurs auteurs vont plus loin : « On peut, je crois, dit Playfair (2), admettre que l'accou-

(1) Schrœder. In loco cit., p. 514.
(2) Playfair. Traité d'accouchements.

chement est souvent possible par la version lorsque le forceps et les forces naturelles ont échoué. »

Schrœder se prononce dans le même sens :
« De plus (1), il faut, dit-il, rejeter toutes les
vieilles observations dans lesquelles le forceps a
été appliqué sur la tête venant la dernière, et que
l'on a cité comme des preuves statistiques du
danger énorme qu'il y a à employer la version
dans les bassins rétrécis. »

M. le Dʳ Ribemont-Dessaignes, dans son cours
d'hiver (1884), s'est montré partisan de l'emploi
de la version dans les bassins rétrécis, pour des
fœtus avant terme; tout en faisant des réserves,
pour les enfants à terme, il a admis que, dans ce
cas, la version présenterait des avantages du
même ordre qu'avant terme. C'est dans le but
d'apporter quelques éléments nouveaux à la so-
lution de cette question qu'il nous a conseillé
d'entreprendre ce travail, fait en entier sous sa
direction.

Disons, pour terminer, que Braxton Hicks (2)
cite quatre observations dans lesquelles le forceps ayant été appliqué sans succès, la version
fut pratiquée, et on eut trois enfants vivants.

<hr>

(1) Schrœder. Manuel d'accouchement, p. 514.
(2) Guy's hosp. reports, 1870.

Le Dr Budin, d'après l'observation V de la thèse du Dr Champetier, aurait eu un enfant vivant par la version dans un bassin rétréci, alors que plusieurs tentatives de forceps avaient échoué.

Höning (1) a rapporté un cas dans lequel, sur quatre accouchements observés chez la même femme, et dans lesquels ces enfants ayant des têtes à peu près de même volume, deux de ces enfants, nés en présentation du sommet, succombèrent, tandis que les deux autres, nés en présentation pelvienne, furent sauvés.

Enfin, nous avons une observation orale du Dr Ribemont-Dessaignes : il s'agit d'une femme chez laquelle on fut obligé de faire une céphalotripsie ; l'année suivante, on obtint un enfant vivant par la version ; le poids de cet enfant était supérieur à celui de l'enfant qui avait subi la céphalotripsie.

Si le temps et les matériaux ne nous eussent pas manqué, nous aurions entrepris une série d'expériences sur des bassins rétrécis, afin de vérifier si nos résultats coïncident bien avec ce qui se passe dans les accouchements pathologiques ; malheureusement, nous n'avons pas été en état

(1) Schrœder. Manuel d'accouchement, p. 514.

de le faire ; aussi ne nous dissimulons-nous pas combien ce travail est incomplet, et les conclusions à formuler resteront purement théoriques tant que l'expérience ne les aura pas vérifiées.

CONCLUSIONS

1° Lorsque la tête venant la dernière se présente sans flexion au niveau d'un conjugué rétréci, c'est un diamètre très voisin du bipariétal qui tendra à passer dans la partie rétrécie.

2° Lorsque la tête se présentera en flexion complète, elle mettra en rapport avec le conjugué rétréci un diamètre transverse dont la longueur oscille entre 9 c. et 7 c. 5, et situé à 1 c. environ en arrière du bitemporal ; sa proximité de ce dernier le fait participer à sa grande réductibilité.

3° La flexion complète de la tête venant la dernière est dont nécessaire dans un bassin plat ; c'est de cette façon seulement qu'elle s'engagera dans le conjugué suivant le diamètre transverse le plus plus court et le plus réductible possible.

4° Cette flexion de la tête dernière tendant à se produire naturellement par la rencontre de l'occipital avec le rebord du détroit supérieur, pourra être aidée par l'introduction d'un doigt dans la bouche fœtale, ce qui permettra en outre de répartir les tractions entre le cou et le maxillaire inférieur.

5° De nombreuses observations favorables à la version dans les bassins rétrécis de 7 c. 1/2 et au-dessus ayant été publiées récemment, il faudrait sinon la substituer au forceps, du moins toujours l'employer lorsque l'enfant est vivant, avant d'en venir à la craniotomie, quand le forceps a été inefficace.

6° La version doit être faite, dans ces cas, combinée avec l'extraction manuelle, selon les règles posées par M. Champetier de Ribes.

Paris. — A. PARENT, imp. de la Fac. de médec., A. DAVY, successeur, 52, rue Madame et rue M.-le-Prince, 14.